Serrons les Rangs

LETTRE adressée au docteur COUPEY

Président du Syndicat des Médecins de la Sarthe

PAR LE

Dr L. SALOMON

De Savigné-l'Évêque (Sarthe)

(Officier d'Académie)

PARIS

CHAMUEL, ÉDITEUR

5, Rue de Savoie, 5

1899

SERRONS LES RANGS

Serrons les Rangs

LETTRE adressée au docteur COUPEY

Président du Syndicat des Médecins de la Sarthe

PAR LE

Dr L. SALOMON

De Savigné-l'Évêque (Sarthe)

(Officier d'Académie)

PARIS

CHAMUEL, ÉDITEUR

5, Rue de Savoie, 5

1899

DU MÊME AUTEUR :

Essai sur une intoxication aiguë et chronique observée chez les peigneurs de chanvre.

Éditeur, A. STEINHEIL, *rue Casimir-Delavigne, 2, Paris.*

Autour de la loi sur les Aliénés.

Éditeur, CHAMUEL, *rue de Savoie, 5, Paris.*

L'alcool et la Dépopulation de la France.

Éditeur, CHAMUEL, *rue de Savoie, 5, Paris.*

Médecin, Pharmacien et Malade à propos de la loi sur l'exercice de la Pharmacie.

Éditeur, CHAMUEL, *rue de Savoie, 5, Paris.*

Le Pauvre et son Médecin devant la loi sur l'assistance médicale gratuite.

Éditeur, CHAMUEL, *rue de Savoie, 5, Paris.*

POUR PARAITRE PROCHAINEMENT :

Psychologie du Médecin et de ses Malades.

Serrons les Rangs

Savigné-l'Évêque, le 15 janvier 1899.

MON CHER CONFRÈRE,

De préférence à tout autre, je vous adresse cette longue lettre, certain de ne pas être pris par vous pour un naïf, parce que je crois à la patrie et ose m'en glorifier.

La noblesse de votre caractère, m'assure que vous ne verrez pas comme une faiblesse, l'intérêt que je porte à tout ce qui touche la France, et que vous m'approuverez de combattre, sans merci, tout ce qui peut l'atteindre et l'amoindrir. Fier de ma vieille origine française, mettant mon pays au dessus de tout, je suis prêt à lui faire, sans hésiter, à l'heure qu'il faudrait, le sacrifice de mes plus chers intérêts, de mes plus tendres affections, en un mot, de toutes mes préférences : aussi est-ce avec tristesse et surtout avec une atroce jalousie, que j'assiste, impuissant, à l'invasion pacifique de l'étranger. En se mêlant à notre race, je l'ai dit autre part, ces nouveaux venus nous feront perdre, peu à peu, notre type, notre caractère, en attendant qu'ils nous absorbent tout à fait ; c'est pour moi le vrai danger national.

Pour l'instant, ils nous poussent à l'abandon de notre fierté, de notre courage légendaires, détruisant en nous toutes les idées généreuses dont s'honorait notre vieux patriotisme héréditaire, pour les remplacer par ce libéralisme équivoque et international, qui n'est ni noble ni réconfortant. C'est par là, que nous en sommes réduits à courber la tête devant les insolences et l'attitude hautaine des nations belliqueuses qui nous entourent, et, se croient d'autant plus fortes, que nous nous montrons plus faibles.

Allons, haut les cœurs ! que la patrie soit comprise par nous, comme elle l'était à Rome. Ne hâtons pas la suppression des frontières, restons nous-mêmes et que la France ne puisse se faire qu'avec nous.

Traitons en amis, jamais en frères, ces naturalisés, qui ont renié leur patrie, et se glissent dans nos rangs sans une goutte de sang français dans les veines.

S'il veut faire sienne notre belle France, le naturalisé doit s'en rendre digne, être patient, mêler son sang au nôtre et faire souche. Nous lui ferons grâce des méfiances de l'hérédité et adopterons ses enfants, qui, élevés au milieu des nôtres, pourront faire d'excellents citoyens français.

Les étrangers peuvent venir en France, ils recevront toujours le meilleur accueil, nous ne mentirons jamais à nos traditions hospitalières et courtoises, mais ils doivent rester, pour nous, ce qu'ils ne peuvent cesser d'être, des étrangers ; leur descendance seule devrait être admise au bénéfice de la naturalisation.

N'est-il pas lamentable, que le gouvernement dans le but illusoire de repeupler la France, accorde aussi légèrement le droit de citoyen au premier étranger venu, quelquefois expulsé de son pays, et juste à temps pour arrêter son expulsion du nôtre.

Croit-il qu'un mauvais patriote d'à côté pourra jamais faire un bon citoyen chez nous.

N'est-il pas odieux que notre Faculté de médecine, sur laquelle le monde entier a les yeux, peut-être pour grossir son budget, ait délivré aussi facilement des diplômes aux étrangers leur conférant ainsi les droits accordés aux nationaux, sans exiger les mêmes garanties. Mesure inique, qui apparait aussi injuste et antipatriotique que stupide, parce qu'elle accorde à des intrus, des faveurs rigoureusement refusées aux Français, et qu'en abaissant le niveau des études pour les étrangers, elle donne au loin, une pauvre idée de notre première école de médecine.

Enfin, que penser de l'administration distribuant les fonctions publiques à tous les étrangers naturalisés ou non, à mesure qu'ils viennent s'établir au milieu de nous ?

Cet état de choses est trop déplorable pour nous en rendre complices, après en avoir été victimes.

Or, n'est-ce pas tout accepter, tout approuver, tout absoudre, que d'admettre dans notre syndicat, association de défense professionnelle, ces médecins qui, suivant l'expression heureuse d'un confrère, sont incomplètement Français. Écartons-les donc pour insuffisance de nationalité.

Voulez-vous savoir ce que je pense de la naturalisation? C'est une mauvaise action et une absurdité. C'est une mauvaise action d'accorder la plus haute faveur, le droit de citoyen, à celui qui a le triste courage de renier sa patrie après l'avoir abandonnée. C'est stupide, parce que la naturalisation est une étiquette qui ne peut rien changer ni à l'origine, ni à la nature de la marchandise.

Qu'il est estimable pour moi, l'étranger, qui, tout en respectant l'hospitalité reçue dans notre pays, reste attaché au sol natal, et regarde la naturalisation comme une défaillance inutile.

J'admire la noblesse de langage de cet homme, qui répondait au reproche de ne pas se faire naturaliser : « J'aime beaucoup la France qui me nourrit, mais né en Belgique, je demeure Belge, et, du reste, aucune naturalisation ne saurait m'empêcher d'être Belge. Je regarderais comme un crime de lèse-patrie, et comme une duperie pour la France, de solliciter une naturalisation, qui ne changerait rien à mon affaire : pour mes enfants, c'est différent, ils sont nés en France, ils doivent être Français. »

Parlez au naturalisé de son pays, il vous comprendra bien, et n'aura jamais la naïveté de croire qu'il est question de la France. Dernièrement, devant un étranger, j'exposais les mêmes choses qu'aujourd'hui, mes idées d'exclusion le révoltaient, et lui faisaient invoquer pour me confondre les grands principes de notre Révolution : « la liberté, l'égalité et la fraternité ». Je regrettais presque ma sortie maladroite, lorsqu'un instant plus tard, mon bouillant contradicteur, oubliant son long séjour en France, qui, disait-il, lui avait fait perdre jusqu'à l'accent de sa langue maternelle, avec exaltation me vanta les institutions de son pays. Il me fournissait inconsciemment le meilleur argument à invoquer pour l'exclusion des naturalisés: Ils restent toute leur vie, ce qu'ils étaient avant leur entrée en France et rien ne saurait les changer.

En général, les naturalisés crient bien haut qu'ils « sont Français » pour en retirer certains profits, mais si leur nationalité première doit leur procurer le moindre avantage, ils sont heureux de l'invoquer et de s'en glorifier.

Un confrère me donnait la mesure de la bonne foi de ces pseudo-Français. Là, où il exerce, il est affligé d'un médecin étranger, et ce monsieur qui a pris soin de se faire naturaliser lorsque la loi militaire ne pouvait plus l'atteindre, met volontiers sa nouvelle patrie dans sa poche, lorsque l'ancienne peut encore lui rendre quelques petits services. Ainsi, pour prendre quelques clients à son confrère, il disait aux paysans : « Nous, dans notre pays » (riende la France), « nouss avons beaucoup mieux soigner telle ou telle maladie que les médecins Français » (il avouait donc qu'il n'était pas Français), etc.

J'ai vu employer il y a quelques années les mêmes procédés par un Dr X... qui exerçait dans les environs. Voisin de cet exotique, j'ai pu étudier à mon aise, sur lui, les bienfaits de la naturalisation. Je soignais à L... une femme atteinte d'insuffisance mitrale, depuis quelque temps asystolique, l'anasarque l'étouffait. Je l'avais vue la veille, elle m'avait supplié de la soulager et j'avais promis une médication nouvelle. Son mari devait faire remplir l'ordonnance chez moi le soir même. Il ne vint que le lendemain. A sa contenance embarrassée, ainsi qu'au retard qu'il avait mis, il était facile de deviner qu'un fait nouveau s'était produit. Me tenant sur la défensive, je le regardai sans mot dire. Imitant ma tactique un instant, il resta muet, toussant et tournant sa casquette dans ses mains. Impatienté, j'engageai la lutte : « Eh bien, votre femme ? — Ma femme, elle est toujours la même.

— Pourquoi n'êtes-vous pas venu hier soir? — Je vais vous dire, il ne faut pas vous fâcher, on ne veut pas vous changer pour cela. Mais il y a le médecin Arménien qui passait hier après vous, il est entré chez moi. — Sans être demandé? — Sans être demandé, il m'a offert de guérir ma femme, on ne savait pas comment faire, mais il nous a dit qu'il connaissait des herbes de son *pays* qui, prises en tisane, la feraient désenfler en moins de huit jours et que, du reste, s'il ne réussissait pas, il ne prendrait rien. — Et c'est pour me raconter cette histoire que vous êtes venu? — Je suis venu vous demander avis: ce que vous me direz de faire, je le ferai. » Je réfléchis un instant et curieux de savoir si le Dr X... tiendrait sa promesse. Alors que je me sentais impuissant même à soulager cette malheureuse, je répondis à J... qu'il n'avait qu'à faire soigner sa femme par le médecin Arménien. M'exposant volontiers à l'humiliation de la voir guérir par un autre que par moi, j'exigeai de J... comme compensation la promesse, en cas d'insuccès, après huit jours de traitement, de mettre à la porte ce charlatan diplômé, sans autre payement que son pied quelque part. Je connaissais mon homme, je savais pouvoir compter sur lui.

Huit jours après, il revenait me chercher, sa femme n'était pas mieux, mais le Dr X..., victime de ses mauvais procédés, avait reçu le payement promis.

Non seulement, je suis persuadé que certains médecins étrangers sont d'excellents confrères, mais la France peut s'honorer et se glorifier d'avoir su en conserver quelques-uns chez elle. Les Panas, les Damaschino et autres célébrités ont bien gagné le titre de Français. Faut-il pour cela généraliser, je ne sais pas, mais les procédés de ceux que j'ai eu l'occasion d'observer m'en font douter.

Le même docteur que plus haut, soignait une femme atteinte d'entérite chronique, suivant le diagnostic de deux confrères du Mans ; cette malheureuse trouvant que ni mes confrères ni moi ne la guérissions assez vite, voulut tâter de l'Arménien et des herbes de son pays. Celui-ci, après avoir posé le diagnostic de lithiase biliaire (et en cela il pouvait avoir raison contre nous), développa devant la famille de la malade, ébahie mais confiante, cette étrange théorie : « Votre mère a des pierres dans le foie, pour la guérir, il faut les faire fondre, parce qu'elles sont trop grosses pour sortir sans diminuer de volume. Or, ces pierres ne peuvent fondre que dans un organisme très affaibli, il est donc nécessaire que j'affaiblisse la malade. Plus votre mère sera faible, plus vite elle sera guérie ». En effet, grâce à la diète presque complète, la malade s'affaiblissait à vue d'œil, et les parents de se réjouir de voir la guérison si proche.

Il fallait entendre sa belle-fille, racontant aux voisins étonnés, les résultats prodigieux du traitement arménien.

— « Votre belle-mère, comment va-t-elle?

— « Ma belle-mère, elle va de mieux en mieux, surtout aujourd'hui, elle est si faible, qu'elle ne peut plus s'asseoir sur son lit. Le docteur trouve que c'est très bon signe et pense qu'elle sera bientôt guérie. »

La guérison, ou tout au moins la délivrance, était en effet prochaine, car le lendemain de cette conversation, la patiente était morte. Le jour des funérailles, l'Arménien suivait le convoi, sans se douter du scandale que sa présence produisait.

Ses excentricités en thérapeutiques furent si nombreuses, et ses régimes extraordinaires si variés, qu'il serait difficile de tout raconter. Cependant, certains faits sont restés légendaires.

Dans une commune voisine, après plus de dix ans, on se rappelle encore le traitement de la fille de l'ancien maire. Non content de nourrir cette infortunée tuberculeuse comme un lapin, avec des choux et des carottes crus, sous prétexte de distraire sa malade, il la conduisait lui-même au théâtre, au concert, etc..., invoquant toujours son pays, pour faire accepter par le père, paysan ignorant et stupide, ce traitement bizarre de la tuberculose. Je ne parle que pour mémoire, de la potion de dix grammes de teinture d'iode, à prendre en trois fois, et que le pharmacien refusa de délivrer, mais dont il conserva l'ordonnance ; des secousses électriques à 5 francs la secousse, fumisterie qui touchait de très près l'escroquerie ; enfin de l'annonce monumentale, qui s'étalait à la quatrième page d'un journal local. « Le docteur X..., rue Z, n°Y, spécialiste des maladies des enfants et des femmes, des affections du foie, du cœur, de l'estomac et des voies respiratoires. »

Comme à Tarascon, des spécialités, il n'en ratait pas une seule, les ayant toutes. Les pharmaciens eux-mêmes en avaient la nausée, et l'un d'eux fut assez courageux pour mettre à sa vitrine l'affiche suivante, imprimée en gros caractères : « Ici on ne remplit pas les ordonnances du docteur X... ».

Ce sympathique naturalisé, après un procès retentissant avec le syndicat des pharmaciens, et un deuxième procès avec un fournisseur, qui avait eu l'imprudence de lui confier la santé de sa femme, et sa femme elle-même, après avoir étonné les populations de trois ou quatre clientèles, disparut comme une étoile filante.

J'appris plus tard, avec une douloureuse surprise, qu'il avait trouvé un refuge dans un asile d'aliénés, non, comme vous pourriez le croire, en qualité de pensionnaire, mais comme médecin adjoint ; grâce à cette naturalisation, véritable mascotte pour les étrangers qui savent s'en servir.

Cette digression est longue et semble m'éloigner de ma préoccupation première, mais je tenais à frapper votre esprit par le récit de quelques épisodes de l'histoire d'un naturalisé.

De cet exemple, je n'ai pas voulu tirer la conclusion : « *ab uno disce omnes* », mais, vous comprendrez mieux pourquoi j'ai pour ces étrangers, mal francisés, une méfiance instinctive, qui m'empêche de leur ouvrir les bras. D'un autre coté, j'ai toujours pensé qu'un syndicat de médecins français, ne devait recevoir que des médecins français. Pourquoi n'aurions-nous pas autant de souci de notre dignité, de nos intérêts nationaux et en même temps professionnels, que de pauvres ouvriers maçons ou autres, qui ont toujours exclu de leurs sociétés tout élément étranger, et puisque je cite l'exemple des ouvriers, je dois ajouter : ils ont parlé si haut dernièrement, que les pouvoirs publics s'en sont emus et ont dû, pour apaiser leurs clameurs, limiter le nombre des étrangers dans les chantiers. Ainsi, s'est endigué dans une certaine mesure, et grâce à l'énergie des intéressés, l'invasion des Belges et des Italiens qui avilissaient les salaires et commençaient à prendre partout la place des Français. Et nous, non seulement nous restons indifférents, mais nous favorisons, par un faux libéralisme, cette invasion redoutable, qui déjà nous inonde et contre laquelle nous ne pourrons plus rien, lorsqu'elle aura débordé.

Ces idées sont bien étroites, pour ceux qui prêchent la suppression des frontières, pour arriver plus vite à ces États-Unis d'Europe, leur panacée contre la guerre qu'ils redoutent et qu'ils regardent, sans cela, comme aussi désastreuse qu'inévitable. Leur remède est encore à l'état de rêve et quoi qu'ils disent ou fassent, n'aura jamais le temps de se réaliser avant le cataclysme que tout le monde prévoit.

Aussi, en attendant ce que je regarde aujourd'hui comme une utopie dangereuse, il ne plait pas à mon patriotisme jaloux et ombrageux, d'élargir davantage mes idées, au grand détriment des médecins Français et de la France.

Je pensais que l'accord était fait sur un point qui semble au dessus de toute discussion, aussi avais-je imprudemment répondu au confrère R... de La B... qui mettait comme condition à sa demande d'admission au Syndicat l'exclusion des naturalisés : « Ne craignez rien, notre Syndicat est avant tout un Syndicat français et jamais les étrangers, naturalisés ou non, n'y pénétreront, c'est tellement dans notre esprit que nous venons de protester, auprès du Préfet, contre leur admission aux fonctions publiques. »

La fusion de l'Association médicale avec le Syndicat, semble me donner aujourd'hui un démenti. La Commission chargée d'opérer la fusion a décidé que tous les membres de l'Association rentreraient en bloc dans le Syndicat; or, un naturalisé de fraiche date s'étant fait admettre dans l'Association, devient membre de droit du

Syndicat. Il est fâcheux que la Commission ait négligé d'étudier ce cas, et n'ait pas prévu l'accueil qui serait fait par le plus grand nombre des médecins syndiqués à l'entrée de ce naturalisé. Pour réparer cet oubli, il n'y a qu'un moyen, c'est de se placer au point de vue de protection française.

Certains confrères, comprenant sans doute l'effet fâcheux que produirait cette admission, ont proposé de faire une enquête sur la moralité professionnelle de l'entrant, se promettant sans doute d'être très sévères à son égard.

Il m'est impossible de m'associer à une mesure qui me semble indigne de nous, elle ressemblerait trop à une persécution et en réalité en serait une. Je n'ai pas à m'inquiéter si le docteur X... est ou n'est pas digne au point de vue professionnel, et regrette d'avoir accepté de me placer sur ce mauvais terrain de l'enquête. J'avais joint ma plainte à celles de deux de mes confrères, je la retire, ne voulant pas m'associer davantage à une manœuvre que je considère comme détestable et même déloyale.

Faire une enquête sur un étranger, pour savoir s'il est digne d'*intrare*, c'est admettre la possibilité de son entrée, et logiquement celle de tous les autres étrangers, naturalisés ou non. Enfin cette enquête serait-elle conduite avec impartialité ? On aurait tout au moins le droit d'en douter

Je demande l'exclusion du docteur X... et de tous ses congénères, non parce qu'ils ont eu vis-à-vis de moi ou de mes confrères, de mauvais procédés confraternels, ou parce qu'ils exercent la médecine avec une probité douteuse, peut-être en cherchant bien trouverais-je d'aussi mauvais procédés ailleurs, mais d'abord parce qu'ils ne sont pas Français et qu'il leur est impossible de le devenir par la naturalisation ; ensuite parce qu'ils formeraient entre eux une société en dehors de la nôtre, toute disposée à nous combattre et ayant un avantage sur nous, ayant un œil dans le syndicat : savoir ce que nous faisons, alors que nous ne saurions jamais ce qu'ils pourraient comploter. Nous nous plaignons du nombre toujours croissant des médecins étrangers qui encombrent la profession, nous déplorons leur naturalisation facile, nous avons protesté auprès de l'administration contre leur admission aux fonctions publiques, serions-nous aujourd'hui assez inconséquents avec nous-mêmes, et assez imprudents pour devenir les protecteurs de ces mêmes étrangers, bien que naturalisés, en leur ouvrant à deux battants les portes de notre Association de protection mutuelle.

La fusion donne au docteur X... le droit d'entrer dans le Syndicat, mais nous avons celui de l'exclure, en votant et en soumettant à l'approbation de tous les membres du Syndicat, l'article suivant additionnel à nos statuts.

« Ne pourront faire partie du Syndicat départemental que les médecins nés en France ou issus de parents Français. »

Veuillez recevoir, mon cher Confrère, l'assurance de mes sentiments les plus dévoués.

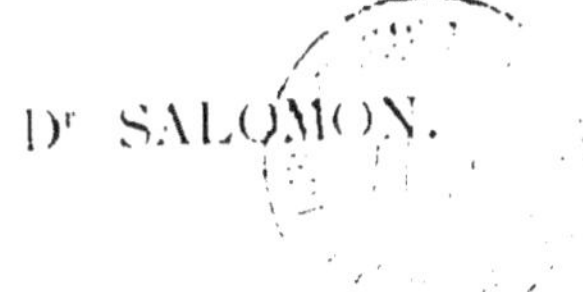

Dr SALOMON.

Le Mans. — Association ouvrière, 5, rue du Porc-Epic.

www.ingramcontent.com/pod-product-compliance
Lightning Source LLC
LaVergne TN
LVHW020010170826
845677LV00022B/1080

* 9 7 8 2 3 2 9 6 4 6 1 2 1 *